AF476775

BROCHURES POPULAIRES

L'HYGIÈNE

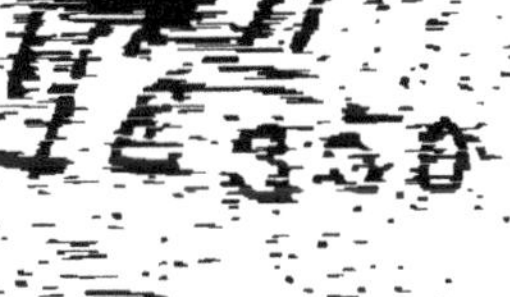

PARIS
CHEZ L'AUTEUR, 108, RUE MONTMARTRE
1872

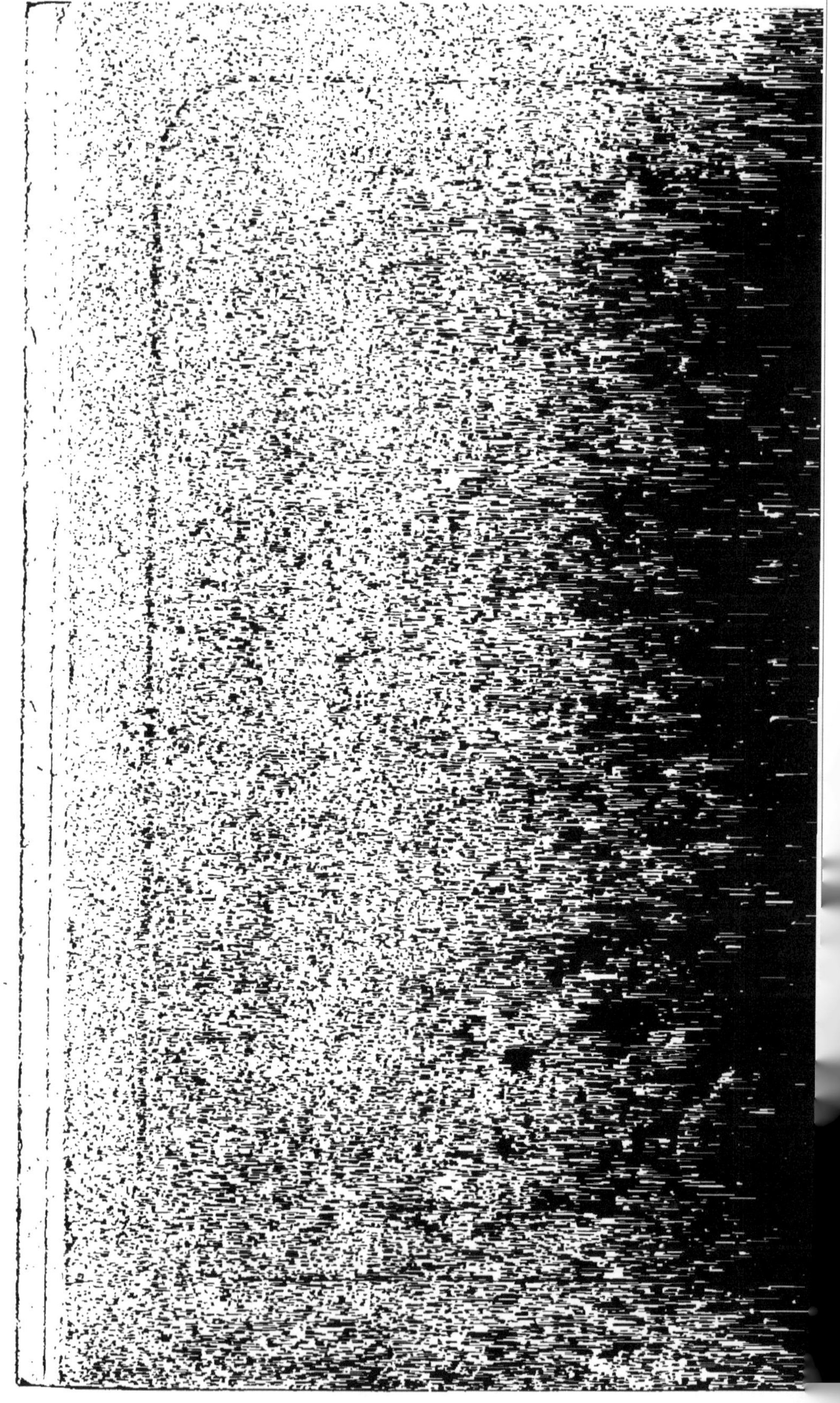

L'HYGIÈNE

Il importe de mettre chacun, mais surtout les ouvriers, les prolétaires, en garde contre des entraînements irréfléchis, contre l'envie d'abord, et ensuite contre l'ivresse des mots : qu'ils sachent qu'on ne peut s'élever que par le travail et l'éducation ; que le peuple sache, avant tout, que l'inégalité de fortune, d'esprit, de valeur personnelle, est un mal incurable, inhérent à notre nature, et qu'on ne peut supprimer. Voulez-vous monter? ayez des manières, soyez vertueux. Le droit chemin est le plus sûr et le meilleur. Voilà le vrai ; en dehors de là, il n'y a ni ordre ni justice.

Après avoir démontré ces vérités dans nos autres publications populaires, nous venons donner quelques conseils d'hygiène.

L'hygiène est l'art de prévenir les maladies.

La première règle de l'hygiène, c'est la bonne conduite. Généralement les gens qui ne font pas d'excès se portent bien.

L'hygiène est la sœur du travail et la mère de la propreté.

L'hygiène a pour point de départ une nourriture régulière et l'usage d'une bonne eau. — Toutes les eaux ne sont pas bonnes, on n'y fait pas assez attention. Les conséquences d'une mauvaise eau, sont : les goîtres, les dents carriées, etc.

RÉGIMES ET PRÉCAUTIONS

suivant les saisons

HIVER. — *Nourriture.* — Au moins à un repas, consommer de la viande, des aliments gras, des boissons alcooliques et des féculents.

L'observation des préceptes du carême convient à presque tous les estomacs.

Habitations chauffées. — Tenir autant que possible les appartements à une température régulière. Ventiler les chambres et renouveler l'air au moins une fois par jour ; plus une pièce est ventilée et débarrassée de ses miasmes, plus la santé est régulière. Le chauffage au poêle doit être surveillé. Ne jamais fermer la clef du poêle pour conserver la braise, nombre d'asphyxies ont été produites de cette façon.

Vêtements chaud, étoffes de laine, peu serrés autour du corps, afin de ne point gêner les mouvements qui sont, en hiver, le point de départ d'une bonne hygiène,

Exercice actifs. — Un bain chaud, 35 degrés, toutes les semaines, au moins tous les quinze jours, est indispensable. Se frotter vigoureusement avec une étoffe rugueuse, pour débarrasser la peau des impuretés qu'y accumule la poussière des ateliers. On vit par la peau.

PRINTEMPS. — *Nourriture.* — Comme en hiver.

Habitations chauffées autant que possible, surtout en temps de dégel, pluie ou brouillard. Le froid de la gelée est moins pernicieux à la santé que le froid de l'humidité.

Vêtements chauds. — Il ne faut quitter le gilet de flanelle ou de laine que dans les premiers jours de juin; mais le reprendre au mois de septembre. Le bon effet de l'application de la flanelle sur le corps n'est souvent dû qu'à son usage alternatif. Sans conseiller les sabots, éviter les chaussures humides, de là grand nombre d'indispositions.

Exercices complets : gymnastiques, courses, promenades; ne pas rentrer sans marcher. — Un purgatif léger, au printemps, est excellent ; un verre d'eau minérale naturelle de Sedlitz, de Püllna ou de Saüchutz, tous les jours pendant une huitaine. L'usage de la tisane de chicorée sauvage ou de petite centaurée pendant huit jours, produit aussi un bon effet dépuratif.

Été. — *Nourriture.* — Plus spécialement végétale. Eviter les excès, l'abus des boissons alcoolique est dangereux en été. Les boissons glacées après un exercice violent ne sont pas moins dangereuses. Eviter l'usage des fruits verts, et les repas faits exclusivement avec de la verdure et des fruits. Les infusions du café froid léger ou du thé noir sont d'un bon usage ; les boissons gazeuses, les eaux minérales naturelles, utiles, elles évitent les dérangements du corps produits par certaines natures d'eaux malsaines dans les grandes villes.

Habitations. — Les plus aérées possible et surtout fréquemment nettoyées. Les matières animales s'imprègnent et se putrifient facilement.

Vêtements larges et légers ; se protéger la tête. L'insolation est dangereuse.

Exercices modérés. — Les bains chauds peuvent être remplacés par de fréquents bains froids. La natation est un excellent exercice l'été, mais éviter le refroidissement. Ne jamais négliger le frottement de la peau avec un linge un peu rugueux.

AUTOMNE. — *Nourriture.* — Eviter tout écart de régime.

Les excès sont funestes.

Les vendanges qui se font dans cette saison, la fabrication du vin, sont l'occasion de nombreux cas de diarrhée, de cholérine et même de choléra sparodique. Le vin doux, le cidre, le poiré, les eaux-de-vie de grains ne devront donc être pris qu'avec ménagement. Le régime alimentaire de l'hiver sera repris peu à peu, grâce au gibier abondant dans cette saison.

Habitations aérées. chauffées aux premiers froids et surtout ventilées.

Vêtements chauds le plus possible en laine.

Exercice. — Les voyages au commencement de cette saison et à la fin de l'été sont un bon exercice. La chasse offre des avantages, mais elle entraîne des accidents; les pluies de l'automne ont donné bien des rhumatismes à des chasseurs ou des pêcheurs intrépides.

Tous ces principes généraux sont d'une excellente application ; mais il y en a, qui, pour être mis à exécution, exigent de la fortune. Pour ceux qui sont dans des conditions moins avantageuses, qu'ils tâchent, par des moyens économiques, de suppléer aux voyages : par exemple, le dimanche, par des excursions répétées dans les bois, dans la campagne ; qu'ils s'exercent à la course, à la lutte, à l'escrime, au bâton. Aux employés, une course, une promenade, à la sortie. Pour les ouvriers en chambre, même indication.

La recommandation d'éviter les excès s'applique à tout le monde, aux gens riches comme aux gens pauvres, les uns et les autres ont beaucoup de côtés communs, par cela même qu'ils sont aux deux extrêmes de la société. Les différences dans les excès ne portent que sur la qualité des subtances consommées et le luxe des objets de plaisir.

Les riches et les pauvres sont exposés aux dangers lorsqu'ils sortent de la vie commune.

RÈGLES HYGIÉNIQUES

A observer pour chaque tempérament

Tempérament sanguin

1° Ne pas prendre l'habitude des saignées, elles deviennent une nécessité et le sang ne se refait pas facilement. De là, l'anémie.

2° Alimentation saine, peu abondante et peu excitante.

3° Exercice fréquent et violent, dans de certaines limites, cependant ; éviter les boissons stimulantes, alcooliques, et le café noir.

4° La chaleur, les appartements étroits et peu aérés doivent être évités avec soin, afin de prévenir les congestions cérébrales.

Tempérament nerveux

1° Eviter autant que possible les causes morales qui agissent sur le système nerveux. Tâcher de sortir de la pensée toutes les idées noires.

2° Pas de régime débilitant.

3° Bains fréquents.

4° Exercice modéré mais énergique. Substituez l'activité physique à l'activité intellectuelle. Mener à la campagne une vie active et laborieuse.

Tempérament lymphatique

1° Respirer un air pur et renouvelé. Habitation sèche, aérée et saine, dans les points élevés.

2° Exercice régulier, suffisant, en rapport avec les forces.

3° Alimentation saine, abondante. Plus de viande que de végétaux.

4° Eviter l'humidité.

5° Combattre les affections dès le début. Pas de purgatifs. Faire usage des toniques, de l'huile de foie de morue et des eaux minérales.

Tempérament bilieux

1° Sobriété habituelle. Eviter les excès de table, les boissons alcooliques.

2° Prendre beaucoup d'exercice.

3° Fuir les émotions morales trop vives.

4e Eviter la constipation et user des eaux minérales de Vichy, qui combattent les maladies de foie, notamment la source de la Grande-Grille ; se purger avec l'eau naturelle de Püllna.

Les tempéraments peuvent être sinon changés, du moins modifiés. L'hygiène peut atteindre ce but, et l'observation que nous venons de donner en procure les moyens.

BOISSONS

Pour les tempéraments lymphatiques et les tempéraments bilieux, l'usage continu des eaux de Vichy est indispensable.

Tout liquide destiné à satisfaire la soif porte le nom de boisson. L'eau est la principale.

Le vin est d'un usage répandu en France. Dans quelques campagnes on en boit à peine, mais dans les villes il s'en consomme en excès. La ration inoffensive de vin par repas, ne doit pas dépasser un cinquième de litre, soit : 200 grammes.

La bière vient après le vin, sous certain rapport même, elle lui est supérieure. Outre qu'elle renferme moins d'alcool, elle contient des matières nutritives analogues à celles qui sont renfermées dans le pain : il est constaté que un kilogramme de bière (à peu près un litre), nourrit presque autant que cent grammes de pain. A un repas, on peut consommer sans inconvénients jusqu'à un demi litre de bière.

Les bières françaises ne contiennent environ que 3 pour cent d'alcool.

Les bières anglaises en contiennent environ 5 à 7 pour cent. On devra donc boire un peu moins des secondes.

Le cidre et le poiré sont bons pour ceux qui en ont l'habitude. Ils peuvent être pris à la quantité de 400 grammes par repas.

Les personnes étrangères au pays ne doivent en consommer que moitié.

La piquette rend des services aux individus qui se livrent à des exercices très-laborieux.

L'eau-de-vie, le rhum, le tafia, les liqueurs spiritueuses, ne doivent être consommés qu'en très-petite quantité; mélangées avec de l'eau, elles ont moins d'inconvénients. Tous les désordres de santé des ivrognes, appelés alcoolines, survennant après des excès d'eau-de-vie, sont plus graves que ceux qui résultent de vin blanc ou de vin rouge.

La boisson chaude étanche mieux la soif que la boisson froide.

La boisson glacée est utile aux estomacs paresseux. L'estomac éprouve dans cet usage la même réaction que les mains frottées dans la neige.

Se défier des boissons froides quand l'estomac est vide ou le corps en transpiration.

DIGESTION

La plus grande cause des mauvaises digestions provient d'un défaut de mastication suffisante; d'où on peut conclure que tout individu qui mâche incomplètement ses aliments, soit par mauvais état des dents, ou maladie des gencives empêchant la salivation, digère obligatoirement mal. La nourriture est ou animale ou végétale, l'une et l'autre ne nécessitent pas la même mastication.

La nourriture végétale, pain, soupe, légume, a besoin, pour être digérée, d'une très-grande salivation; anssi, pour les enfants, est-il nécessaire de leur donner des aliments préalablement mâchés, et, par suite, insalivés; mais, comme il y a quelque chose de repoussant dans cette salive étrangère, on peut mélanger 16 grammes de farine de froment, 16 grammes de farine de maïs, 37 centigrammes de bicarbonate de soude, 32 grammes d'eau et 116 grammes de lait de vache, et on obtient une excellente nourriture pour les enfants.

Pour la viande, qui se digère dans l'estomac , la mastication est moins importante.

Partant de cette idée, voici quelques avis hygiéniques au sujet de la mastication des substances végétales et animales:

Aux personnes qui ont des digestions pénibles par suite du mauvais état des dents ou de l'intérieur de la bouche, nous disons: Usez d'une uourriture mixte, plutôt animale que végétale, astreignez-vous à mâcher avec beaucoup de soin et beaucoup de lenteur. N'avalez qu'au moment où la nourriture est devenue presque complètement liquide. Aux personnes qui ont des digestions pénibles, déterminée par une mastication trop précipitée, nous dirons: Puisqu'il ne vous est pas possible de mâcher assez longtemps vos aliments, nourrissez-vous presque exclusivement de viande.

Ce précepte est particulièrement applicable aux personnes qui voyagent fréquemment en chemin de fer, où le peu de temps qu'on accorde pour les repas est une cause de dyspepties. Les voyageurs quittent les buffets à la hâte, étouffent, ils éprouvent des psanteurs pénibles, des barbarismes, etc., en un mot, il sont momentanément dyspeptiques. Or, l'expérience a depuis longtemps appris que l'on évite totalement des accidents morbides en observant le régime alimentaire que nous venons d'indiquer, c'est-à-dire en se nourrissant presque exclusivement de viande.

EAU

Bien faire attention à l'eau que l'on boit.

L'eau est un aliment comme la viande et le pain.

Elle doit être liquide, pure, claire, bien aérée, légère, sans odeur.

L'eau est la boisson par excellence de l'homme bien portant. Si on redoute le changement d'eau, faire usage des eaux minérales naturelles suivant les tempéraments. —

Bilieux, eau de Vichy ou de Châteldun, etc. etc.

L'eau est dans notre corps, et en desséchant au four un cadavre pesant 60 kilogrammes on le réduit à 6 kilogrammes. Notre corps n'est donc qu'une éponge gonflée d'eau.

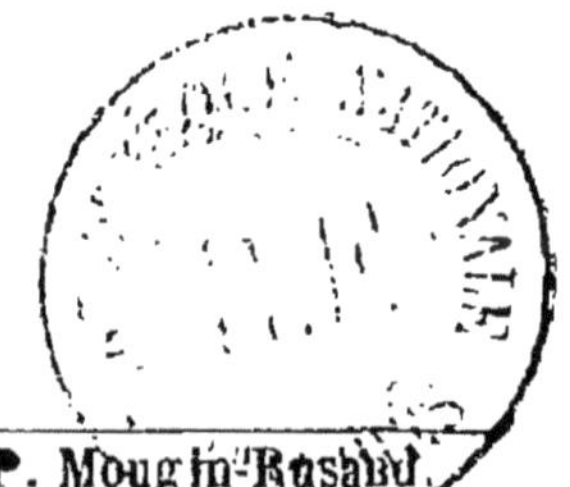

Lyon, impr. P. Mougin-Rusand.

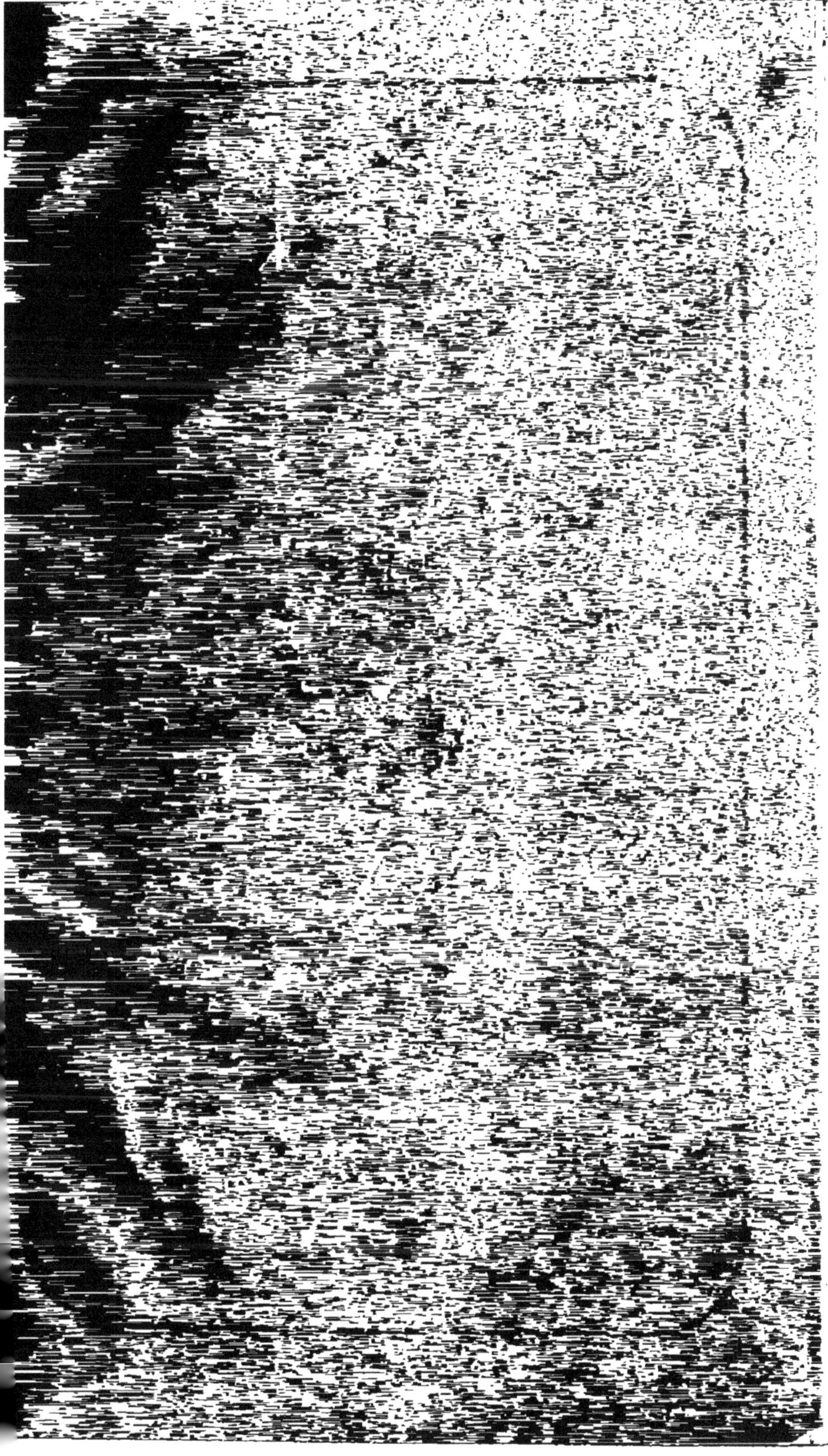

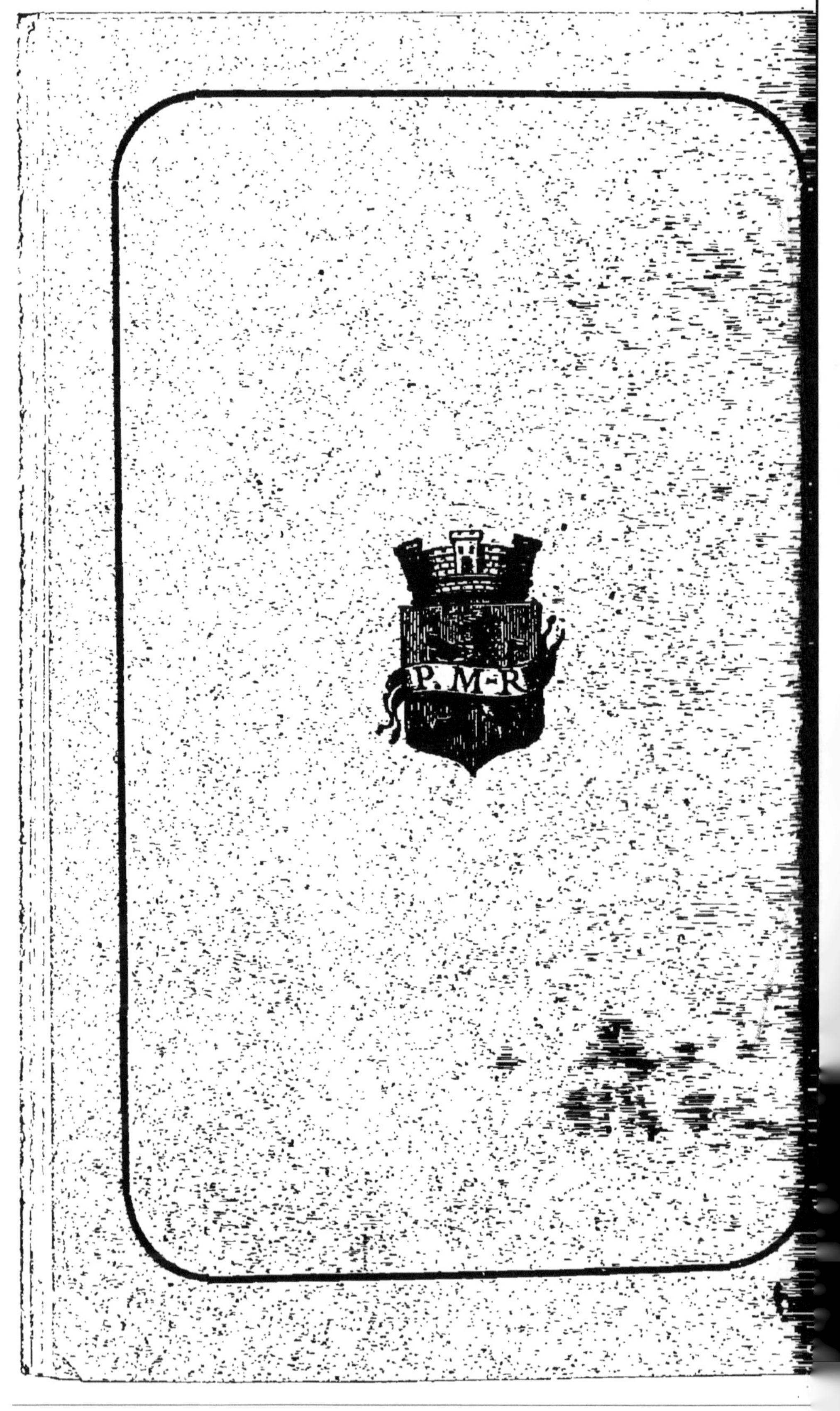
P. M-R

BIBLIOTHEQUE NATIONALE DE FRANCE
3 7531 03987691 8

www.ingramcontent.com/pod-product-compliance
Ingram Content Group UK Ltd.
Pitfield, Milton Keynes, MK11 3LW, UK
UKHW021942200726
13856UKWH00005B/1639

9 782011 906922